AF297534

EXAMEN

DES

DOCTRINES MÉDICALES

qui ont dominé jusqu'ici l'étude et le traitement

DES

MALADIES DE LA PEAU

PAR

DUCHESNE-DUPARC, D. M. P.,

Professeur particulier de pathologie cutanée, ancien interne
d'Alibert à l'hôpital Saint-Louis, etc., etc.

PARIS.

LIBRAIRIE MÉDICALE ET SCIENTIFIQUE,

de Gabriel de Gonet,

rue de la Harpe, 93 (pass. d'Harcourt)

1845.

EXAMEN

DES

DOCTRINES MÉDICALES.

Si la science des maladies de la peau n'est point de notre époque ; s'il est vrai de dire qu'elle remonte fort loin dans les siècles antérieurs, et qu'on en retrouve des traces bien distinctes jusque dans les livres sacrés et les œuvres d'Hippocrate, reconnaissons toutefois qu'aucun des auteurs de l'antiquité ne nous a laissé, sur ces intéressantes affections, un corps de doctrine proprement dit, et qu'il nous faut descendre jusqu'à Lorry et Plenck pour les trouver réunies en un faisceau commun et occupant dans les cadres nosologiques une place distincte et indépendante. Mais à peine la *dermatologie* vient-elle se placer au rang des sciences médicales, que nous voyons les faits qui la constituent subir diverses interprétations, et former des classes opposées et parfois contradictoires, dans *deux écoles* longtemps *rivales*, et qui semblent enfin vouloir fraterniser et se confondre dans l'intérêt logique des analogies morbides.

Lorry et Plenck, disons-nous, doivent être considérés comme les véritables fondateurs de la science des *dermatoses*; toutefois, nous allons trouver entre les principes qu'ils ont suivis l'un et l'autre des différences bien tranchées : c'est donc à les exposer avec clarté et toute la concision que réclame un pareil sujet qu'il faut d'abord nous attacher; et comme les opinions de Lorry ont toutes nos sympathies et nous servent chaque jour de *guide* dans notre enseignement ainsi que dans notre pratique, nous les réserverons pour la dernière partie de notre travail, laissant les honneurs de la priorité à celles de l'Allemand *Plenck*.

Ce célèbre médecin, croyant trouver dans les *produits extérieurs* et *apparents* des maladies cutanées les caractères les plus importants de ces affections, et les bases suffisantes d'une classification facile et pratique, les inscrivit en tête de ses principales divisions, ne s'apercevant pas d'abord qu'il faisait ainsi figurer ensemble tantôt ces *lésions pathologiques élémentaires*, tantôt de *simples produits* de l'inflammation, et qu'ensuite il résultait de cette confusion la nécessité de répéter dans différentes classes la même affection, selon qu'il la prenait à son apparition ou dans le cours de son développement. C'est effectivement ce qui lui est arrivé pour un certain nombre de genres morbides, et cet inconvénient n'est pas sans gravité, puisqu'il

augmenté, sans aucun profit pour la science,
le nombre déjà si grand des maladies cutanées,
et rend ainsi leur étude encore plus ardue.
Quoiqu'il en soit, le principe admis par Plenck,
qu'on désigne à tort, selon nous, par *élément
anatomique*, puisqu'il s'agit d'un produit de
maladie, de la manifestation d'un symptôme
nouveau et accidentel, n'en fut pas moins
adopté par de nombreux partisans, en tête des-
quels nous devons inscrire *Willan*, et que
représentait récemment encore la majeure partie des dermatologistes de notre époque. Nous
n'ignorons pas que les partisans de l'école élémentaire ont fait subir aux classifications de
Plenck et de *Willan* d'assez nombreuses modifications que, loin de désapprouver, nous re-
gardons, au contraire, comme étant d'une
haute importance, et la plupart commandées
par une impérieuse nécessité; mais aucune
d'elles ne touche au principe classificateur lui-
même. Or, c'est à ce dernier que vont s'adres-
ser nos principales objections; leur justesse
et leur force ne peuvent donc en recevoir aucune atteinte.

Le premier reproche que nous faisons à la
classification de Willan porte précisément
sur cette *apparente simplicité* dont ses partisans lui font un mérite et qui tient à l'*unité*
de l'élément sur lequel elle repose; car il
y a d'autant plus d'inconvénients, selon
nous, à faire dériver un système de classification d'une partie seulement d'un sujet, quel
qu'il soit, que cet *élément préféré* est plus éphé-
mère ou plus fragile; et comme il n'est pas

besoin d'une grande habitude des maladies de
la peau pour savoir avec quelle rapidité s'é-
teignent ou se dénaturent soit certaines efflorescences exanthémateuses, soit la plupart des
produits vésiculeux ou pustuleux, etc. Il reste
démontré pour nous, 1° que le défaut de *durée*
et de *persistance* est un premier vice de l'*élément* pris comme base de la classification anglaise.

Notre seconde objection porte sur l'*inconstance* de l'élément anatomique : ne trouvons-
nous pas des preuves multipliées de cette inconstance, 1° dans les changements fréquents
des produits vésiculeux qu'une simple augmentation de l'inflammation va rendre turgescents
à la base, tandis que leur fluide, de transpa-
rent et incolore qu'il était, passe graduelle-
ment à l'opacité, puis à l'état de véritable pus ;
2° dans ces transformations, quoique moins
répétées, des produits papuleux qui tantôt renferment à leur sommet une certaine quantité
de *serum* et prennent ainsi le caractère d'une
vésicule; tantôt perdent la forme papuleuse pour
revêtir, dans certaines variétés de lichen, selon
la remarque de Batemann, celle du Psoriasis
ou de l'Impetigo; 3° dans ces larges ampoules
qui compliquent souvent l'érysipèle et le font
classer par les uns dans les *bulles*, tandis que
d'autres le maintiennent à tort, selon nous,
parmi les exanthêmes ; 4° sans ces divergences
d'opinions des auteurs relativement au rang
que doivent prendre, dans la classification de
Willan, plusieurs autres genres morbides cutanés ; ainsi, la *gale*, qu'on a tour à tour clas-

sée parmi les *pustules*, les *vésicules* et même les *papules*; les boutons du vaccin et du varus ou *acné* que Willan et Batemann rangent parmi les *tubercules*, et certains dermotographes français parmi les *pustules*, etc., etc.

La fragilité et l'insuffisance de l'élément pris comme base des classifications anglaises ressortiraient encore d'avantage si, au lieu de nous en tenir à la simple apparence du produit d'éruption, nous voulions y joindre l'étude anatomique de son état intérieur; car nous trouverions des vésicules et des pustules avec ou sans base tuberculeuse, des pustules uniloculaires, d'autres multiloculaires, etc., etc. Toutes ces objections sont tellement fondées que MM. les Willanistes ne cherchent même pas à les contester; ils aiment mieux se faire illusion sur leur importance, et, au lieu de les reconnaître par une réforme franche et complète; ils s'efforcent de tourner, chacun à sa manière, les difficultés qu'elles entraînent nécessairement pour l'étude des maladies de la peau. Il suffit de parcourir leurs ouvrages pour retrouver des traces fréquentes de leur embarras, et reconnaître l'inutilité de leurs tentatives. Donc, 2º inconstance positive et avouée de l'*élément*, pris comme base de la classification anglaise. Considérant ensuite la méthode de Willan, sous le rapport des anomalies morbides qu'elle présente, nous devons signaler la séparation de la *gale* et du *prurigo*, malgré l'analogie frappante qui les rapproche ; la dissociation des différentes espèces de *dartres* que réunissent des caractères communs d'origine souvent hé-

réditaire , de tenacité , de complication , etc.
Le mélange parmi les exanthêmes de l'*urticaire*
et de la Péliose ou purpura , tandis qu'on en
éloigne la *varicelle*, la *vaccine*; la réunion de
la *varicelle* avec la gale et la *vésiculite* ou herpes ; celle de la *vaccine* et de la *variole* avec
l'impetigo (dartre pustulo-crustacée), l'acné ou
varus, le sycosis ou mantagre et jusqu'au porrigo ; celle, enfin, du *furoncle* et de la *verrue*
avec le lupus ou *esthiomène* et l'éléphantiasis.
Agir ainsi, n'est-ce pas séparer ce que la nature a uni le plus étroitement? C'est rompre
les relations les plus intimes, c'est désunir jusqu'à l'harmonie elle-même.

Est-il possible, après un tel examen , de
conserver le moindre doute sur le peu de valeur que présente l'*élément anatomique* choisi
comme base d'une classification? Il serait superflu de vouloir l'appuyer de considérations
secondaires telles que peuvent en fournir
certaines espèces admises par Willan et conservées par ses partisans ; ainsi , l'*eczema
rubrum* , l'*eczema impetiginodes* , l'*impetigo
érysipelatodes*, etc., simples accidents pathologiques, souvent instantanés, véritables *hy-
brides*, n'ayant aucune influence sur l'idée
qu'on s'est faite du caractère de l'éruption
et qui ne peuvent, en conséquence, rien
suggérer au thérapeutiste. Si encore il était
possible de reconnaître entre l'élément éruptif et son siége anatomique un rapport évident et invariable, on pourrait arriver à
former des ordres qui auraient un côté méthodique et, jusqu'à un certain point, naturel ;

mais nous avons déjà maintes fois démontré qu'il n'en est malheureusement pas ainsi, malgré les progrès récents et incontestables de l'anatomie de la peau. Si, enfin, nous nous demandons quelles considérations pratiques peut fournir l'élément pris comme base des classifications anglaises, nous en serons encore réduits à une réponse négative. En effet, parce que nous voyons telle affection débuter par une *papule*, telle autre, par une *vésicule* ou une *pustule*; telle autre, par une *squame* ou un *tubercule*, ou une tache, etc., en sommes-nous plus avancés? Cette première notion nous fait-elle connaître si nous avons à traiter une affection de cause externe ou interne, locale ou générale, ou constitutionnelle, particulière à telle ou telle région, ou pouvant se développer indifféremment sur l'une ou l'autre des divisions cutanées? Nous laisse-t-elle seulement soupçonner la gravité et l'importance ou la simplicité de la maladie? Rien de tout cela : nous verrons que c'est à peine si nous en tirons, pour le traitement, autre chose qu'une préférence secondaire en faveur de certains topiques ou applications extérieures.

Nous ne sommes pas les seuls à reprocher à Plenck et à Willan l'importance exagérée qu'ils attachent à l'*élément* choisi comme base de leur classification; mais ce n'est qu'avec le temps et par la pratique que nous a été démontrée l'insuffisance et la fragilité de leurs principes dermatologiques. A notre arrivée, dans le service d'Alibert, à l'hôpital Saint-Louis, cet illustre praticien n'avait point en-

core publié sa belle et féconde méthode naturelle. Séduit par l'apparente simplicité du système de Willan, système dont la théorie seule
nous fût alors familière, il nous a fallu toutes
les déceptions qu'il entraîne dans l'application
pratique , pour nous déterminer à le laisser
dans l'oubli et à demander à d'autres méthodes
les secours d'initiation à l'étude de la science
dermatologique.

Ce fut alors que nous nous mîmes à étudier
le fameux traité de Lorry sur les maladies cutanées, ouvrage fort remarquable, dans lequel
les affections de la peau sont loin d'être rangées au hasard et sans ordre, et qui est de-
venu depuis quelques années une mine féconde à laquelle ont puisé bien des auteurs; du
reste, la gloire de Lorry consiste moins, peut-
être, dans les progrès qu'il à fait faire à la
science dermatologique , que dans sa judicieuse appréciation des faits qui la consti-
tuaient de son temps et dans l'accord admira-
ble qu'il sait établir entre les travaux des anciens et ceux des modernes. Dans son traité, les
maladies de la peau ne sont plus classées au
point de vue pittoresque et sous la seule raison
du caractère éruptif; la loi des analogies morbides règle toutes ses principales divisions ;
aussi , est-ce par-dessus tout , comme praticien thérapeutiste que Lorry nous paraît avoir
élevé à la science des Dermatoses, par la publication de son ouvrage , un monument im-
périssable. Après avoir parlé de la peau hu-
maine sous le rapport anatomique et physio-
logique, Lorry traite des maladies cutanées en

général, de leurs causes, de leurs symptômes,
de leur diagnostic, de leur pronostic, de leur
traitement ; il suit le même ordre dans la description de chaque maladie particulière ; on
le voit rester constamment fidèle aux tra-
ditions des anciens, conserver à chaque affection le *nom* consacré par l'antiquité, et ne laisser échapper aucun de ces traits d'affinité qui
lient entre-elles les *maladies dartreuses* qu'on
désigne habituellement dans la science par le
mot *herpes* : les travaux de Lorry doivent être
d'autant plus fréquemment rappelés, que les
publications dermatologiques les plus récentes
contiennent bien des faits et des opinions empruntés à cet auteur célèbre, et qu'on s'est
trop souvent contenté d'offrir parés d'une en-
veloppe et d'un nom plus modernes. Disons-
le toutefois, quelques-uns de ses chapitres
réunissent des maladies disparates ; ses opinions théoriques sont parfois imbues d'un cachet d'humorisme outré, dont la fâcheuse influence s'exerce jusque dans les applications
pratiques. Les progrès de la science ont rendu
d'ailleurs la plupart de ses divisions insuffisantes. Il devenait donc indispensable qu'un
successeur habile vint imprimer aux principes du célèbre fondateur de la dermatologie une direction nouvelle mieux appropriée
aux besoins de l'époque. Alibert recueillit ce
brillant héritage, et l'on sait avec quel talent
et quel bonheur il en a fait l'application.

C'était après les événements de 1830, Alibert
se trouvait enfin rendu à la science des dermatoses, aux progrès de laquelle il avait jusque

là consacré la majeure partie des instants lais-
sés libres par les exigences inséparables de
toute position médicale élevée ; il avait *de lui-
même* condamné, depuis quelques années déjà,
sa première classification, et venait de proclamer sa belle et nombreuse famille des dermatoses : il faut avouer que cette époque brilla
pour l'hôpital Saint-Louis d'un éclat bien remarquable. Deux camps rivaux s'y étaient
dressés ; dans l'un, Biett, qui, de premier
élève et partisan de l'école d'Alibert, était de-
venu son rival, ou du moins son antagoniste,
s'efforçait vainement, par l'exactitude de ses
descriptions, par sa judicieuse appréciation
anatomique des faits qu'il exposait à ses nombreux auditeurs, par les changements heureux
qu'il opérait dans la distribution des genres et
des espèces morbides, et jusque par les résultats favorables de ses expérimentations thérapeutiques, de dissimuler l'impuissance du système artificiel de Willan : dans l'autre, Alibert,
n'accordant qu'une médiocre attention aux
particularités de la science, posait d'une main
assurée les principes larges et féconds de la
méthode naturelle et traçait pour tous la voie
dans laquelle chacun de nous sent aujourd'hui
le besoin d'entrer. Notre prédilection pour
les travaux de ce médecin célèbre, écrivain
aussi brillant que judicieux observateur, est
trop connue, pour que nous ne préférions pas
mettre à la place de nos impressions, dès qu'il
s'agit de le juger, l'opinion d'un confrère haut
placé lui-même dans l'estime du monde savant
et d'un caractère trop honorable pour être un

instant suspendu , dans son jugement, par des
considérations de rivalité professionnelle.

   « Les travaux d'Alibert, dit M. Rayer , ont
» une juste célébrité , etc. Personne n'a saisi
» avec plus de vivacité les aspects des mala-
» dies et peint plus heureusement leurs prin-
» cipaux caractères. On remarque surtout ses
» descriptions de la teigne faveuse, de la
» dartre rongeante (esthiomène ou hupus),
» de la kéloïde, de la dartre squammeuse hu-
» mide (eczema), de la scrofule, de la syphi-
» lis , etc. Le travail d'Alibert se recom-
» mande d'ailleurs par des remarques et des
» vues pratiques d'un grand intérêt, et par un
» grand nombre d'observations particulières
» destinées soit à peindre les apparences rares
» de quelques formes morbides, soit à démon-
» trer l'efficacité de quelques moyens théra-
» peutiques, ou l'influence salutaire que les
» éruptions exercent parfois sur la constitu-
» tion, ou bien encore à montrer les dangers
» de leur répercussion, etc. »

Mais ce n'est pas seulement au point de vue
de ses descriptions, et moins encore comme
thérapeutiste, qu'Alibert mérite d'être placé
par nous le premier de tous ceux qui ont écrit,
de notre époque, sur les maladies cutanées ;
nous reconnaissons plus de mérite à son glo-
rieux titre de classificateur, et sa nomenclature nous paraît, à quelques rectifications près,
la plus naturelle et la mieux appropriée aux
genres morbides qu'elle est appelée à nous faire
connaître.

Au milieu de ces rivalités scientifiques, notre rôle, n'a pas été un seul instant douteux ni incertain ; étranger par caractère et par la volonté, à toute question personnelle, nous sommes restés fidèles aux intérêts de la science, les *seuls* qui dussent nous émouvoir.

Nous n'avons certes jamais songé à contester l'importance et l'utilité d'une bonne classification; surtout dans une science qui, comme la dermatologie, se compose de faits multipliés dont les caractères différentiels sont trop tranchés pour qu'il soit possible de les étudier avec fruit pêle-mêle, et sans aucun ordre arrêté : de plus, nous pensons avec l'un de nos honorables confrères, M. le docteur Devergie, qu'une coordination appropriée au caractère pathologique des genres morbides cutanés, est déjà un pas immense de fait en faveur de leur traitement. Mais, à l'époque dont nous parlons, nous nous demandions déjà si l'on était certain d'avoir atteint ce but si désirable, et si, dans le doute, il ne fallait pas mieux employer, dans l'intérêt d'une commune et prompte solution, des efforts inutilement consumés à faire prévaloir telle ou telle opinion exclusive et souvent même contradictoire.

Bien que notre jugement fut alors positivement arrêté sur les objections qui peuvent être faites aux principes admis dans *l'école élémentaire*, nous n'hésitâmes pas, toutefois, à donner *le premier* l'exemple d'une entière impartialité, en réunissant dans notre *Nouveau Manuel des Dermatoses* les classification et nomenclature de Willan et d'Alibert, de telle sorte que le médecin ou l'élève, pût les comparer plus facilement l'une à l'autre, et mieux apprécier leur valeur réciproque : la publication récente de notre *Tableau synoptique des maladies de la peau* se rattache à la même pensée. Ces ouvrages, tous deux très commodes et portatifs, donnent un résumé complet de la science dermatologique, prenant les faits comme ils se trouvent exposés, et laissant de côté tout sentiment de préférence ou d'exclusion préventive.

Mais bien que nous ayons toujours professé hautement notre prédilection pour les principes de Lorry et d'Alibert, cette déclaration ne suffit plus ici : nous devons y joindre l'exposé des motifs qui nous font préférer la *méthode naturelle* pour le classement et l'étude des maladies de la peau. Non, malgré tout ce qu'on a pu dire, Alibert ne s'est point fait illusion, en donnant le titre de *naturelle* à sa brillante famille des dermatoses. Les principes sur lesquels nous la voyons s'appuier ne sont autres, en effet, que ceux des naturalistes ; nous n'avons, pour nous en convaincre, qu'à écouter un instant Buffon :

« C'est, dit-il, de l'ensemble et de la considération de l'ensemble des parties qu'il faut déduire les familles, ou, ce qui est la même chose, la méthode naturelle. »

« Il me paraît, ajoute ce grand homme, que le seul moyen de faire une méthode instructive et naturelle, c'est de mettre ensemble les choses qui se ressemblent, et de séparer celles qui diffèrent les unes des autres. Voilà l'ordre qu'on doit suivre dans l'arrangement des pro-

2

ductions naturelles , bien entendu que les ressemblances et les différences seront prises non seulement d'une partie, mais du tout ensemble, et que cette méthode d'inspection se portera sur la forme , sur la grandeur , sur le port extérieur , sur les différentes parties, sur leur nombre, sur leur position , sur la substance même de la chose, et qu'on se servira de ces éléments en petit ou en grand nombre, à mesure qu'on en aura besoin. »

Ainsi donc , c'est du nombre, de la figure, de la situation, de la proportion respective des parties, c'est de la comparaison de leurs rapports ou de leur ressemblance et de leur différence, et de celle de leurs qualités, c'est de cet ensemble que naît la *convenance*, cette affinité qui rapproche les objets de nos études, et les distingue en classes ou en familles. Combien ces données sont larges et importantes ; combien elles laissent loin derrière elles cette unité de base admise par Willan. On les trouve surtout développées et appliquées de la manière la plus brillante et la plus heureuse dans les œuvres des Bernard et Laurent de Jussieu, des Cuvier, de Lamarck, de Candolle, de Latreille, de Blainville, Geoffroy-Saint-Hilaire, etc,

M. de Candolle nous semble avoir réuni toute la théorie des classifications naturelles dans les trois propositions suivantes :

1. L'on doit apprécier l'importance relative attachée aux organes comparés entre eux.

2. Connaître toutes les circonstances qui peuvent égarer l'observateur sur la véritable nature de chaque organe.

3. Comparer attentivement chacun des points de vue sous lesquels on peut considérer un organe.

Ces propositions, toutes trois fort claires, n'auraient, à la rigueur besoin, pour être comprises, que d'une simple énonciation, toutefois leur importance est telle que nous croyons devoir les appuyer de quelques développements empruntés à M. le docteur *John Pagett*, médecin naturaliste fort distingué, à qui Alibert décerna la médaille proposée en faveur de sa nouvelle méthode.

Ainsi, cet auteur dit, relativement à la première proposition :

« Une classification naturelle dépend de la quantité des caractères : mais chaque caractère ne possède pas une valeur égale ; au contraire, il n'est important qu'autant que l'organe d'où il dérive est *essentiel* à la vie des individus. Il est donc d'un grand intérêt de déterminer l'importance relative des organes, et les lois par lesquelles on doit l'apprécier. Cela a été fait, pour la botanique, avec la plus grande facilité et une extrême précision ; mais, pour appliquer cette *appréciation* aux études nosologiques, les naturalistes sont convenus d'emprunter à la *fonction malade*, et non plus aux *organes*, l'importance des *caractères*. Il doit toujours en être ainsi en *dermatologie*, puisque nous sommes généralement incapables d'apprécier le changement organique qui les produit. Nous en avons pour preuve la différence qui existe entre les pustules *syphilitique* et *variolique*, etc. Personne ne confondra ces deux *variétés morbides* ; et je ne sache pas, cependant, qu'aucun auteur ait indiqué jusqu'ici les modifications organiques dont ces variétés dépendent. Pour *Jussieu*, la *constance* d'un caractère constituait d'abord son importance relative ; et ce grand naturaliste finit par établir que les caractères les plus constants sont ceux qui sont tirés des parties les plus essenteilles, et qui, en même temps, sont offerts par le plus grand nombre de sujets. N'oublions pas, qu'il ne s'agit ici que d'une importance relative et non absolue : qu'en dermatologie, par exemple, nous devons chercher l'importance des caractères dans chaque famille ou ordre principal, et non dans l'universalité des genres morbides. Ainsi, dans l'*exanthème*, l'invasion d'une fièvre générale et le développement successif d'une éruption, constituent des caractères certains et essentiels, tandis que dans les *scabies* ces mêmes phénomènes seront regardés comme de purs accidents. Cette circonstance se rencontre également en botanique : témoin la famille des *ombellifères*. Elle ne peut donc pas servir d'objection contre l'application d'une *méthode naturelle* aux maladies de la peau. »

Quand à la seconde proposition de M. de Candolle, celle relative aux circonstances qui peuvent égarer l'observateur, par rapport à la véritable nature des organes, il nous semblerait superflu de vouloir la démontrer. Que d'erreurs, effectivement, ne pourraient provenir de l'ignorance des conditions d'âge, de sexe, de tempérament, d'idiosyncrasie, de la période de la maladie, du traitement qu'on a fait suivre, et de mille autres phénomènes que le médecin naturaliste doit toujours prendre en considération ?

La troisième et dernière proposition de M. de Candolle, quoique d'une valeur moindre que les deux précédentes, ne doit pas non plus être négligée par le classificateur : si maintenant nous voulons savoir dans quelles conditions ces principes d'histoire naturelle sont applicables, dans quelle science on peut les utiliser ?

M. Isidore Geoffroy-Saint-Hilaire nous apprend que c'est dans toute science dont les faits qui la composent se trouvent, 1° soumis à des lois certaines et précises; 2° ne se montrent pas tout à fait comme des phénomènes locaux, mais se trouvent ordinairement suivis de certaines modifications dans les autres parties de l'organisme, de telle sorte que les uns paraissent être la cause des autres, ou qu'au moins ils ont entre eux quelque connexité ; 3° se répètent chez plusieurs individus, de telle sorte qu'il existe entre ceux-ci non seulement une parfaite analogie, mais une identité pareille à celle des êtres de la même espèce du règne animal ou végétal. Or, je le demande, ces conditions ne se trouvent-elles pas toutes réunies dans la science dermatologique?

Voilà donc les trois propositions de M. de Candolle établies sur des raisonnements sans réplique; nous allons cependant encore les étayer de l'opinion de plusieurs écrivains célèbres qui ont formellement exprimé sur cette question d'une méthode naturelle appliquée à la classification des maladies de la peau, une manière de voir tout à fait semblable à celle que nous venons de faire connaître.

Le premier est Sydenham, qui dit expressement que rien n'est plus important que de ranger les maladies en espèces, et de les définir, autant que possible, avec la même exactitude que les botanistes mettent dans la description des plantes. Baglivi dit aussi qu'il serait de l'intérêt de notre art de suivre la division des botanistes pour le classement des maladies. Musgrave compare le médecin qui néglige les analogies et les différences des maladies, à un lapidaire qui ne pourrait distinguer divers diamants confondus sous la même dénomination. Enfin, Gœrter, célèbre professeur de Leyde, était persuadé que les espèces des maladies ne sont pas moins constantes que celles des plantes. Aussi, dit-il, ce n'est que d'après ces arrangements que tout homme sensé doit adopter qu'on peut espérer de voir un jour la pratique acquérir la même certitude que la botanique.

Pour expliquer le retour aux principes des naturalistes, il nous suffit donc de mettre ces derniers en regard des bases si fragiles et si insuffisantes qu'ont adoptés les partisans des systèmes ou méthodes artificielles de classification, lesquels se personnifient dans Linnée et Tournefort, pour la botanique, et, comme nous venons de le voir, dans Willan et Plenck, pour la dermatologie. Eh! qu'avons-nous d'ailleurs besoin de nous attacher davantage à démontrer l'utilité de ces principes? Peut-il nous rester des doutes sur leur vérité et leur importance, après les concessions qui leur sont faites dans les publications les plus récentes ? Quelles sont d'ailleurs les objections qu'on adresse à la classification d'Alibert ?

1o On reproche, avec vérité, j'en conviens, à son premier groupe, celui des *dermatoses eczémateuses*, de ne reposer que sur un caractère unique, l'*inflammation*.

Nous répondrons à cette objection, qu'un *caractère*, même isolé, peut avoir une telle importance qu'il suffit *seul* comme *base* d'un groupe ou d'une division principale. Nul doute, à notre avis, qu'il n'en soit ainsi pour l'*inflammation* prise comme signe distinctif des eczêmes d'Alibert. Les éléments qui constituent l'état inflammatoire sont même tellement tranchés dans chacune de ces affections, que nous avons préféré les réunir toutes sous le titre commun *dermites*, dont la finale est, comme chacun sait, caractéristique de toute inflammation, quelle que soit la trame qu'elle occupe. Nous pensons, en admettant, comme sous-divisions, trois caractères différents de l'inflammation, selon qu'elle est *simple*, *phlegmoneuse*, ou *gangréneuse*, avoir ramené ce groupe à son acception la plus simple et la plus vraie.

2o Le groupe des *dermatoses exanthémateuses* nous semble, contrairement à l'opinion de notre confrère et ami M. le docteur Martins, un des plus naturels de la classification d'Alibert. Quoi de plus tranché, en effet, que les éléments qui le caractérisent ! Dû à la *fermenta-*

tation d'un *miasme* évident, bien qu'inconnu dans sa nature, l'exanthême présente dans sa marche une régularité constante et périodique; il possède la propriété *unique* de n'affecter qu'une fois le même individu ; ici, l'inflammation n'est qu'un moyen dont la nature se sert pour arriver à son élaboration morbide : chaque exanthême est une véritable *efflorescence* ou bourgeonnement, dont le travail a un but salutaire et ne peut être interrompu sans détriment pour le malade.

M. Martins objecte que tous les caractères sont choisis en dehors de l'objet à classer, et qu'aucun n'est pris dans l'affection elle-même.

Mais ici, notre confrère se fait évidemment illusion; et oublie que l'objet à classer est la maladie, et que toute maladie se compose non seulement des produits pathologiques qui n'en sont que le résultat, mais encore des principales modifications qu'elle entraîne dans les fonctions de l'organe affecté. Notre position n'est pas celle des botanistes : nous n'avons pas, comme eux, l'avantage d'agir constamment sur des parties toujours apparentes, toujours saisissables et bien distinctes. La maladie n'est que trop souvent un être complexe, et que nous jugerions fort mal, si persistant à ne tenir compte que des lésions matérielles et revêtues d'une forme arrêtée, nous négligions l'appréciation des troubles fonctionnels qui en émanent. Laissons au *caractère anatomique* son incontestable valeur, mais ne nous privons pas

des autres éléments de diagnostic et partant
de classification.

3° Alibert n'a point établi, comme on semble
le lui reprocher, son groupe des *dermatoses
teigneuses* sur des considérations purement to-
pographiques. Agir ainsi, eût été rentrer dans
la voie des systèmes empiriques pour lesquels
il a toujours eu le plus grand éloignement.
Nous reconnaissons, toutefois, que le siége
constitue, pour ces affections, un caractère fort
important; ce n'est qu'accidentellement ou par
extension, qu'on les retrouve sur d'autres parties du corps. L'*âge* établit un second caractère pour le moins aussi essentiel que le pré-
cédent; car presque tous les adultes sur lesquels
ou retrouve ces maladies n'ont fait que les
garder depuis leur enfance : et ce n'est que
dans des cas rares, et pour ainsi dire excep-
tionnels, qu'on les voit surgir, pour la première fois, à une époque avancée de l'existence.
On conçoit cependant qu'il puisse en être autrement, puisque parmi les teignes on en trouve
particulièrement une sur le *caractère contagieux* de laquelle il ne peut rester aucun doute.
Mais la peau délicate et spongieuse de l'enfant
se prête, plus facilement que celle de l'adulte,
au développement de ces dégoûtantes maladies.
Il existe, pour les *dermatoses teigneuses* un
troisième *caractère*, déjà indiqué par Lorry, sur
lequel Alibert insiste beaucoup, et dont ne
parle pas M, Martins . c'est le *caractère dépuratoire*. Il est surtout manifeste dans l'*achore*,
souvent aussi dans le *porrigo*. C'est même pour
cela que nous avons désigné ces maladies par

le mot *gourme*, lequel pris dans son acception
la plus générale indique une fermentation des-
tinée à séparer de l'organisme des principes
surabondants ou nuisibles. Ce qu'il y a de certain, c'est que ces maladies sont quelquefois
pour nous d'un secours précieux, et que nous
les abandonnons le plus souvent aux seuls efforts de la nature. Les affections qui composent le groupe des dermatoses teigneuses,
bien que séparées des autres maladies cutanées
par des caractères suffisamment tranchés, de-
mandent toutefois à ne pas être confondues
entre elles, ni étudiées indistinctement. Les
recherches de M. le docteur Gruby, sur le
favus, ont surtout développé cette nécessité.

4° Quant aux caractères assignés au groupe
des dermatoses dartreuses, nous nous efforce-
rions en vain de leur chercher du vague : nous
n'en trouvons véritablement que dans les objections qui leur ont été faites. Qui ne voit
dans la *chronicité* de chaque affection, dans le
mode de *progression* qui lui est propre, dans
le peu d'influence qu'elle exerce sur les principales fonctions, un mode particulier d'existence qui n'appartient qu'à ce groupe, et lui
assigne, dans toute classification, une place des
plus distinctes ?

5° Le groupe des *dermatoses cancéreuses*, et
celui des *dermatoses lépreuses*, ne me paraissent pas avoir besoin de justification, surtout
pour ce qui concerne leur séparation des autres
groupes : seulement, ils se rapprochent l'un de
l'autre, par un *caractère commun* qui est la
destruction qu'exercent sur nos tissus les ma-

ladies qui les composent. Personne ne conteste la nécessité de faire un groupe isolé des *syphilides ;* et même, sous ce rapport, Alibert n'a trouvé que des imitateurs. Seulement, nous rayons de notre vocabulaire le mot *véroleux* comme mal sonnant et un peu trop crud, et nous réservons ceux de *syphilis, syphilides,* qui ont absolument la même signification.

6° Le groupe des *dermatoses scrophuleuses* n'était pas d'une création facile. Alibert a pensé que la marche lente et insidieuse des scrophules, leur extrême opiniâtreté, la coïncidence habituelle de leur invasion avec le double travail de la dentition ; la fréquence de leur guérison spontanée aux approches de la puberté, la forme bizarre de leurs productions pathologiques et même de leurs cicatrices, étaient des motifs suffisants de justification. Nous ajouterons à ces caractères dont l'importance ne nous paraît pas douteuse, la présence de la *matière tuberculeuse* qui est pour nous le signe pathognomonique de toute scrofule confirmée. Ce dernier caractère suffirait à lui seul comme base d'un groupe naturel ; car nous sommes de ceux qui croient que le nombre peut, dans certains cas, être remplacé par l'importance du caractère.

7° Les partisans de *Willan* sont les premiers à reconnaître que le groupe des *dermatoses scabieuses* et celui des *dermatoses hémateuses* expriment des affinités réelles, et que cette dernière classe est même préférable à celle des *taches* de Willan ; nous n'avons qu'à prendre note de cet accord d'autant plus précieux qu'il est fort rare, et qu'il nous dispense de toute réflexion.

On fait au groupe des *dermatoses dyschromateuses* le même reproche qu'à celui des eczèmes : il ne repose effectivement que sur une simple modification dans la substance colorante de la peau. Quant au groupe des *hétéromorphes*, qui n'est, comme l'observe avec raison, M. le docteur Martins, qu'une copie des *Anomales* de Tournefort, nous le savons composé des affections les plus *disparates*. Aussi l'avons-nous éliminé de notre classification.

Si des groupes d'Alibert nous passions à ses divisions secondaires, nous les trouverions toutes établies d'après la théorie des rapports ou analogies morbides : dans la plupart de ses divisions, l'auteur s'est évidemment soumis au précepte des naturalistes qui posent la *subordination* des caractères comme le meilleur moyen d'arriver à une méthode naturelle. Ce qui peut ici donner le change, c'est qu'Alibert, a pris les principaux éléments de ses caractères dans les symptômes prédominants de chaque affection. Le trouble fonctionnel a pour lui l'importance que nous voyons à l'*élément anatomique* dans la méthode de Willan. A la classification d'Alibert se trouve jointe, une nomenclature éminemment pittoresque, dans laquelle sont scrupuleusement conservées toutes les anciennes dénominations.

Tel est cet œuvre remarquable contre lequel se sont longtemps élevés tant de clameurs. Les principes sur lesquels ils reposent étaient vrais

pourtant : chacun de nous aujourd'hui s'em-
presse d'y recourir, et d'en faire, dans son enseignement, une plus ou moins judicieuse application ; mais à la place d'amères critiques et
d'objections plus ou moins spécieuses, a-t-on vu
surgir quelque classification subversive de celle
d'Alibert, et pouvant suffire aux besoins de la
science? Il nous est du moins permis d'en dou-
ter, en voyant les essais variés qu'on publie
de nos jours ; car nous ne sommes pas de l'avis
de ceux qui prétendent que le désir d'attacher
son nom à une classification ou nomenclature
nouvelle peut disposer à croire légèrement à
l'insuffisance ou à l'inutilité de celles qui exis-
tent. D'ailleurs, comme dans une question de
cette gravité les suppositions doivent le céder
aux faits bien établis, et que ceux-ci peuvent
être facilement soumis à l'appréciation du lecteur, le mieux est de nous contenter de leur
exposition, nous réservant bien entendu le
droit de la critique, à mesure qu'ils nous pas-
seront sous les yeux.

Les productions dermatologiques les plus
importantes qui aient été publiées depuis Alibert, appartiennnent, entr'autres, à MM. Rayer,
Cazenave, Baumès et Devergie. Ce n'est pas
que nous voulions dire que ces ouvrages soient
les seuls intéressants pour la science, car alors
nous commettrions une erreur grave et bien
éloignée de notre volonté et même de notre
pensée; mais ce sont les publications qui nous
intéressent le plus, au point de vue des doc-
trines.

1° La méthode adoptée par M. Rayer

n'est point une simple modification de celle
de Willan ; et bien qu'en appliquant le système de l'auteur anglais à la formation de
ses divisions secondaires, ce savant confrère
nous autorise à le conserver parmi ses partisans , nous devons à la vérité de reconnaître que dans sa classification, les considérations tirées de l'élément anatomique se
trouvent déchues du premier rang et sont in-
contestablement dominées par la loi des analogies morbides.

2º Nous pouvons considérer comme une
véritable conquête en faveur des principes
de Lorry et d'Alibert la classification publiée l'an dernier par M. Cazenave, lequel
réunit tous les genres morbides cutanés qu'il reconnaît, dans les huit classes ou
ordres primordiaux suivants : 1. Éruptions
non spécifiques *à l'état aigu ou chronique*,
pour l'érythème, l'érysipèle, urticaire, herpes,
eczema, Pemphix, impetigo, ecthyma, sycosis,
lichen ; 2. éruptions non spécifiques *toujours
à l'état chronique* (rupia, lépre, psoriasis, pithyriasis, pellagre);3. éruptions *spécifiques* toujours à *l'état aigu* (exanthèmes ou fièvres
éruptives) ; 4. éruptions spécifiques toujours à
l'état chronique (syphilides); 5. lésions de
sécrétion (acné, Porrigo, icthyose, lentigo,
éphélides); 6. dégénérescences, avec tendance
à détruire les parties affectées (moluscum, éléphantiasis des Grecs, id., des Arabes, kéloïde,
lupus, bouton d'alep. frambœsia); 7. hémorrhagies (purpura); 8. corps étrangers (gale).

La première et, je dirai même, la plus forte

impression que nous laisse cet exposé de la récente classification de M. Cazenave est de voir
qu'en la fondant, son auteur n'a pas une seule
fois pris en considération l'importance réelle
ou exagérée de l'*élément anatomique*. Car nous
retrouvons dans chacun des ordres qui réunissent plusieurs maladies cutanées, ce mélange des formes éruptives que les partisans de
Willan ont si souvent reproché à la méthode
d'Alibert, et qui jette, disaient-ils, dans les
ouvrages du célèbre dermatographe français
tant de confusion et d'obscurité.

Cet oubli, sans aucun doute volontaire, ne sera
pas de notre part l'objet d'un reproche, puisque
nous ne pensons pas que ce caractère puisse seul
servir de base suffisante à une classification
dermatologique. Nous croyons, en second lieu,
qu'il y aurait avantage, pour cette classification, à restreindre le nombre des *classes* ou
divisions principales, en même temps qu'on
augmenterait celui des *subdivisions* ; ainsi,
nous supposant, pour un instant, à la place de
l'auteur, nous proposerions d'établir, comme
nous l'indiquons dans notre *tableau synoptique*, 1° une seule classe d'éruptions *non spécifiques*, qui serait alors suivie de trois *subdivisions* ; l'une, pour les éruptions *non spécifiques* toujours à l'état aigu ; la *seconde*, pour
celles toujours à l'état chronique, la troisième
enfin pour les affections qui revêtent alterna-
tivement ces deux caractères de l'inflammation. Ce premier ordre semble représenter
dans la pensée de l'auteur, le groupe des dermatoses eczémateuses d'Alibert, et répondrait à

notre classe des *dermites* : s'il en était réelle-
ment ainsi, nous serions très éloigné de parta-
ger les opinions de M. Cazenave sur le choix
des affections qu'il a réunies sous le titre commun d'éruption *non spécifique* ; mais nous re-
viendrons tout à l'heure sur ce sujet.

2° Notre *seconde classe* serait naturellement
celle des *éruptions spécifiques* admise par l'au-
teu : dans une première subdivision, nous ad-
mettrions les éruptions qu'on rencontre toujours
à l'état aigu ; dans une seconde, les éruptions
spécifiques à l'état chronique. Cette seconde
classe nous paraîtrait fort *naturelle*, bien
qu'elle ne repose que sur un caractère unique,
celui de la *contagion* ; car, avons-nous obser-
vé, pour être seul, un caractère n'en est pas
moins quelquefois suffisant à cause de son
importance, et le caractère contagieux nous
paraît être dans ce cas. Mais il faut reconnaître qu'entre nos deux subdivisions, il existe-
rait une ligne de démarcation trop tranchée ;
car si, dans les syphilides, le *caractère contagieux* suffit au diagnostic, et doit être donné,
dans bien des cas, comme l'unique moyen de
distinction et de certitude, il est loin d'avoir
la même utilité pour l'étude des dermatoses
exanthémateuses. En second lieu, dans les exanthèmes, l'importance du caractère contagieux
est balancée, sinon dépassée par celle de la *forme
éruptive*, laquelle, à son tour, ne mérite, dans
la plupart des syphilides, qu'une attention secondaire. Nous remarquerons, enfin, que
toutes les syphilides, par exemple, la *roséole*

syphilitique, ne rentrent pas dans les éruptions chroniques.

3° La classe des *lésions de sécrétion* ne nous paraît pas suffisamment justifiée, eu égard au petit nombre de genres morbides qu'elle renferme. Ainsi, le genre *acné* ou *varus*, qui se trouve en tête, n'est, comme le *sycosis* ou mentagre rangé dans la première classe, qu'une altération des *follicules sébacés* : je demanderai alors pourquoi séparer ces deux affections? Les deux variétés du *porrigo* admises par Biett et reconnues par M. Cazenave ne sont plus, depuis les recherches de M. Gruby, que des affections *parasites*, lesquelles devraient quitter la classe des lésions de sécrétion pour celle des *corps étrangers*. Quand à l'*icthyose*, il me paraît difficile de le séparer des autres affections squammeuses auxquelles Willan l'avait réuni. Il est, en effet, certain que dans cette affection le symptôme prédominant est une altération évidente de la sécrétion épidermique. Mais on retrouve le même phénomène dans les dartres furfuracées d'Alibert (*pithyriasis*, *psoriasis*, *lepra vulgaris*) : la principale différence qui les sépare de l'icthyose vient peut-être de ce que, dans cette dernière affection, le caractère chronique est plus prononcé, et les chances de guérison encore plus incertaines. Nous serions donc disposé à restreindre la classe des lésions de sécrétion aux seuls genres *lentigo* et *éphélide*, qui figurent dans le groupe des dermatoses dyschromateuses d'Alibert, et dans notre classe des *lésions pygmentaires*;

encore manquerait-il le genre *achrôme* ou *vitiligue*.

4° La classe des *dégénérescences* est beaucoup plus heureusement formée. Il est certain que cette tendance à l'ulcération forme un caractère des plus saillants, et commun aux genres morbides réunis dans cette classe, seulement nous sommes surpris de ne pas y voir figurer la *carcine* cutanée. D'autre part, nous pensons qu'il serait encore ici nécessaire d'établir plusieurs subdivisions; car les lèpres ne détruisent pas à l'instant des affections *syphiloïdes*, ni celles-ci comme la scrofule ou le cancer. Nous pourrions de plus nous demander, à propos de la classification que nous examinons en ce moment, quelles limites l'auteur a données au mot *spécifique*; si, dans une affection quelconque, la spécificité n'est pas indépendante de la forme éruptive, et si la même forme ne pourrait pas appartenir tantôt aux affections spécifiques, tantôt aux simples inflammations aigües ou chroniques; nous aurons, du reste, bientôt l'occasion de revenir plus amplement sur cette question. Ces différentes observations, que je crois fondées, nous donnèrent d'abord à penser que la classification de M. Cazenave , n'était que la première application d'une idée féconde en résultats pratiques, et ce n'est pas sans étonnement que nous la voyons reproduite dès la première livraison d'une publication toute récente et remarquable à plus d'un titre.

L'importante publication de M. Beaumes mérite doublement de fixer notre attention,

et par la position scientifique élevée de son
auteur, et par la nouveauté des opinions qui
s'y trouvent exposées. Il est nécessaire, pour
bien comprendre ce travail, d'en rappeler
les principales divisions.

Le traité de notre savant confrère comprend
deux parties bien distinctes. La première est
celle que l'auteur intitule : *classification médicale*, de laquelle ajoute-t-il, découlent im-
médiatement les principes les plus importants
de thérapeutique ; la seconde appartient au
classement des formes morbides et prend le
nom de *dermatographie*. Dans la *dermatologie*
M. B., admettant qu'il existe au fond et comme
principe de toute maladie cutanée, un état
morbide particulier qu'il désigne par le mot
fluxion, qui a pour siége le système nerveux,
et dont la nature nous est, du reste, parfaitement inconnue, prend pour base de ses principales divisions le caractère *étiologique* de
chaque dermatose, et comme le mot *fluxion*,
qu'il soit ou non pour le lecteur synonyme
d'*irritation*, d'*inflammation*, de congestion ou
afflux morbide, n'a pas pour M. B. d'autre
valeur représentative que la *maladie cutanée*
elle-même, ce médecin admet, en raison des
causes qui la produisent, 1° une fluxion de
cause externe ; 2° une fluxion réfléchie ou
sympathique ; 3o une fluxion déplacée ou mé-
tastatique ; 4° une fluxion excentrique ou te-
nant à une disposition morbide générale, laquelle, épargnant, en quelque sorte, les organes internes, vient se fondre à la peau et
paraît ainsi s'effectuer du centre à la circon-

férence ; 5° une fluxion par diathèse scrofuleuse, ou cancéreuse, ou scorbutique, ou syphylitique ; 6° une fluxion idiopathique, ou développée par le seul fait d'une disposition *sui generis* de la peau et indépendamment de tout état morbide interne ; 7° enfin, une fluxion complexe.

Après avoir ainsi classé les maladies de la peau en raison des causes d'où elles dérivent, c'est-à-dire au point de vue de leur *étiologie*, M. B. s'occupe de leur faire subir une nouvelle distribution. Mais, dans ce travail qui constitue ce que l'auteur appelle sa *dermatographie*, les appréciations proviennent du caractère physique de la maladie, de son élément éruptif ou anatomique ; aussi, les divisions dermatographiques de M. B. rentrent-elles dans celles admises par l'école anglaise : les seules différences consistent en ce que M. B. rejette, comme ne pouvant faire *type*, à cause de la mobilité de leurs caractères, quelques-uns des éléments éruptifs admis par Willan, ainsi la *bulle*, la *pustule*, etc. Tel est, à part les considérations fournies par la nomenclature toute particulière de M. B., l'exposé succinct des principes sur lesquels repose sa nouvelle méthode de classification des maladies cutanées.

La première impression que nous a laissée l'étude sérieuse et attentive de l'ouvrage publié par M. B. est celle du regret d'arriver à des résultats moins complets que ceux sur lesquels nous devions compter après la lettre publiée par ce savant praticien en 1834. Nous nous étions associé d'autant plus volontiers à ses nombreuses objections contre la classification anglaise que, depuis longtemps déjà, nous nous les étions faites à nous-mêmes et qu'elles nous paraissent sans réplique. Comment, après cela, nous attendre à retrouver l'application des mêmes principes dans la dermatographie de notre honorable confrère de Lyon? La partie scientifique ou médicale de sa méthode n'est pas non plus exempte de reproche : notre première objection, pour ce qui la concerne, porte sur l'*unité* de caractère adoptée par M. B.; ici du moins, l'*importance* du caractère choisi n'est point à contester. Nous en trouverions, au besoin, la preuve dans le fameux *sublata causa tollitur effectus d'Hippocrate*; mais telle importante que soit la connaissance de la *cause*, elle suffit rarement à elle seule pour la guérison de la maladie : d'ailleurs, cette cause n'est que fort rarement *persistante*; de plus, elle manque de *constance*, puisque, dans une foule de cas, elle reste complétement inconnue aux plus clairvoyants, et qu'on est bien alors forcé d'en faire abstraction. Donc, tout en insistant avec M. B. sur l'utilité des connaissances *étiologiques* dans l'étude des maladies de la peau et sur les indications souvent précieuses qu'elles peuvent fournir au traitement de ces affections, nous ne pouvons admettre que l'*étiologie* puisse seule être prise comme *base* de divisions prémordiales et dominant tout une classification. Nous observerons, en outre, que la classe des fluxions par *diathèse*, d'ailleurs fort logique, est incomplète, puisque nous n'y voyons pas figurer la *diathèse dar-treuse*, dont l'existence est cependant des plus facile à constater.

Mais nos principales objections s'adressent à la partie dermatographique de la classification de M. B. Nous contestons au médecin Lyonnais le droit de méconnaître des ordres et des caractères éruptifs distingués et reconnus par la majorité des dermatographes; ainsi, nous ne pouvons approuver 1° l'absence, dans son ordre nosologique, de la classe des exanthêmes que l'on voit figurer dans presque toutes les autres classifications ; 2° la fusion de la *vésicule* avec la *bulle* et la *pustule*. Dans une foule de cas pathologiques, une bulle n'est pas seulement une *grosse vésicule*, et la pustule proprement dite diffère, sous trop de rapports, de la bulle et de la vésicule pour être confondue sous le même point de vue et dans la même description.

Nous ne nous expliquons pas la présence du groupe des dermatoses-hétéromorphes figurant entre le cinquième et le sixième ordre de M. B. et dans lequel se trouvent placés l'érysipèle, l'urticaire, les différentes espèces de varus, l'esthiomène, toutes affections qui ne nous paraissent pas sans analogues dans les cadres dermatologique.

L'ordre des végétations ou excroissances et des tumeurs cutanées nous semble provisoire, et destiné à subir de sérieuses et profondes modifications. Celui des affections par diathèse est évidemment l'expression d'une haute pensée médicale féconde en applications thérapeuti-

ques ; en y ajoutant la diathèse herpétique ou
dartreuse, on ferait de cet ordre l'un des plus
complets et des plus heureusement formés de
tous ceux que renferment les cadres nosologiques.

Mais il est d'autres points sur lesquels nous
nous honorons d'être du même avis que M. B.
Ainsi, nous acceptons, sans réserve aucune,
son opinion sur les affections désignées par
pithyriasis, psoriasis, lepra vulgaris etc., les
deux dernières surtout, ne sont pour nous
qu'une seule et même affection, et l'examen
pratique ne confirme pas les distinctions que
certains auteurs s'obstinent à conserver entre
ces différentes formes d'un état morbide évidemment identique et dont nous rapprochons
également l'*icthyose*.

Disons de suite que notre dernière objection s'adresse à la nomenclature proposée
par M. B. Les principes de nomenclature
que ce médecin voudrait qu'on adoptât sont,
en apparence, très simples et, en réalité,
d'un usage fort difficile. Ainsi, notre honorable confrère, après avoir établi qu'on ne
devait décrire à part et désigner par des noms
propres et distinctifs que les éruptions cutanées offrant, d'une part, une forme éruptive
bien tranchée, une forme *type*, à laquelle il
est facile de rapporter toutes les autres individualités morbides de la même espèce, et,
d'autre part, se rattachant à des conditions
morbides internes plus ou moins importantes,
propose de réunir les variétés ou espèces secondaires dans des descriptions communes, et

de désigner chacune d'elles par le nom de
l'*ordre* auquel elle se rattache, en ajoutant les
termes nécessaires pour peindre soit la principale circonstance d'arrangement du produit
d'éruption, soit chacune des transformations
successives que ce même produit peut revêtir.
Le premier ordre de M. B., celui des éruptions
vésiculeuses auxquelles ce praticien rattache
les *bulles* et les *pustules*, nous offre des exem-
ples suffisants de l'application de ces principes
de nomenclature. Ainsi, une éruption bul-
leuse, telle le phlysacia (rupia-ecthyma), sera
dite *éruption vésiculeuse à grosses vésicules*; et
selon que l'éruption sera discrète ou con-
fluente, on ajoutera les mots *éparse* ou *agglo-
mérée*. S'il s'agit de soulèvements épidermoïdes
renfermant du pus (pustule), on dira *éruption puro-vésiculeuse*; pour peindre la rougeur
de l'érythême qui accompagne si fréquemment les affections aiguës de la peau, on dira
éruption érythémato-vésiculeuse ou puro-vésiculeuse; si, enfin, l'éruption doit se terminer
par une croûte, on terminera l'énonciation
nominale par l'épithète *crustacée*.

Chacune de ces épithètes, dont l'accumulation
peut devenir considérable dans les affections de
longue durée et destinées à subir de nombreuses
transformations pathologiques, sert bien évidemment à caractériser un fait anatomique
différent et incontestable; mais on ne peut les
employer qu'au fur et à mesure que se présente
le caractère éruptif qu'elles sont appelées à
signaler. Or, dans la majorité des affections
cutanées, les différentes formes de l'éruption

sont successives; souvent elles se substituent
l'une à l'autre de telle sorte que la dernière
efface complétement celles qui l'ont précédées :
il faut donc, pour éviter l'erreur des dénominations, laquelle peut entraîner, comme conséquence, celle du caractère médical, soit attendre que le mal ait atteint sa dernière période, soit être positivement renseigné sur les
phénomènes éruptifs qui en ont précédé l'examen. Cette seule difficulté suffira toujours
pour empêcher que les principes de classification admis par M. B. soient d'un usage facile
et général. Mais, malgré ces différentes objections, la récente publication de ce savant
praticien n'en est pas moins un monument
précieux élevé à la science dermatologique.
Son ouvrage fourmille de faits et de considérations pratiques du plus haut intérêt. Nous
avons déjà trouvé mainte occasion d'en tirer
profit et d'en faire une heureuse application ;
c'est un pas immense tracé en dehors de la
routine.

La méthode de classification, exposée par
M. Devergie, dans le numéro d'août 1844 du
bulletin général de thérapeutique, a pour principe une double distinction basée sur la présence ou l'absence d'un produit de sécrétion :
ainsi d'abord, deux grandes catégories, 1° maladies sécrétantes ; 2° maladies non sécrétantes
— les sous-divisions, pour la 1re catégorie, reposent sur les différences du produit sécrété :
A. *Sérosité* : eczema, pithyriasis rubra aigu,
eczema lichenoïde, gale, herpes phlycténoïde,
pemphigus. B. *Sérosité purulente* : eczema im-

petigino des. C. *Sérosité purulente et sanieuse* : Rupia, ecthyma cachecti cum. D. *Pus* : impetigo, acne, gale, ecthyma, sycosis. E. *Matière grasse* : acné sébacea acné punctata.

Voici les caractères différentiels que nous trouvons inscrits en tête des sous-divisions de la seconde catégorie, celle des maladies non sécrétantes. A. *Rougeur fugace* : erythème, urticaire, roséole, couperose erythé mateuse. B. *Rougeur persistante* : purpura et scorbut C. *Rougeur avec état papuleux de la peau* : lichen et strophulus. D. *Rougeur circonscrite avec furfures et état chagriné de la peau* : pithyriasis rubra. E. *Rougeur avec épaississement de la peau et avec squammes* : psoriasis, lepra vulgaris. F. *Squammes sans rougeur* : icthyose G. *Papules sans rougeur* : lichen : *chronique, prurigo.* H. I. *Productions végétales* ; id. *animales.*

Le premier motif qui paraît avoir déterminé M. Devergie à publier une nouvelle classification des maladies de la peau, lui est suggéré par l'insuffisance des méthodes de Willan et d'Alibert : la première, dit notre honorable confrère, bien que généralement adoptée aujourd'hui, a le tort d'avoir pour *base,* les *formes élémentaires* des dermatoses que chacun sait être le plus souvent modifiées dans les six ou huit premiers jours de la maladie, *en sorte que le médecin les appelle en vain à son aide ;* la méthode d'Alibert est plus compliquée encore, elle est d'ailleurs moins rigoureuse. Puis, ajoute l'auteur, j'ai cherché à grouper les maladies cutanées non seulement de manière à faciliter leur diagnostic, en prenant pour base leurs caractères les plus saillants, et surtout ceux qu'elles conservent le plus longtemps; mais encore de telle sorte, que les bases du diagnostic conduisent à des indications thérapeutiques : du reste, l'auteur, en publiant son travail, ne prétend pas proclamer une classification, proprement dite, mais seulement une *méthode de diagnostic.*

Nous souhaitons sincèrement que M. Devergie ne se soit pas fait illusion sur les avantages qu'il dit se rattacher à sa nouvelle manière de distribuer les genres morbides cutanés; nous sommes d'accord avec lui sur l'insuffisance bien constatée des principes de classification, admis par Plenck et Willan. Nous n'avons pas à revenir sur notre opinion relativement à la méthode d'Alibert; mais nous dirons qu'Alibert nous paraît avoir apprécié à leur juste valeur l'importance des caractères fournis par les produits pathologiques, en ne s'en servant que pour sa *nomenclature.* Ces produits tout en étant plus durables, n'en subissent pas moins avec le temps, de notables transformations. Aussi, voyons nous, sans surprise, un assez grand nombre d'affections se répéter dans les groupes de M. Devergie. Nous contestons que l'étude du *produit morbide secondaire* ait pour le praticien la même valeur pathologique que celle du *produit élémentaire,* en raison des rapports anatomiques ou structure qui lient ce dernier au siége de la maladies. Nous allons jusqu'à penser avec M. Baumès, que ces rapports anatomiques, s'ils pouvaient être constamment saisis et appréciés, suffiraient à eux seuls pour constituer une base suffisance d'une classification méthodique et jusqu'à un certain point naturelle.

La pensée de prendre la fonction sécrétoire comme base de divisions dermatographiques, a déjà son application pour une des classes de M. Cazenave, et nous la voyons en outre produite en 1837 ou 1838 par M. le docteur Kunckel. Nous sommes toutefois très éloigné de supposer que le travail de M. Devergie n'est que la répétition de recherches semblables, déjà connues et publiées; mais notre respect constant pour les droits acquis nous fait un devoir de signaler cette coïncidence.

5. Enfin, les docteurs Veiel de Canstatt et Wilson de Londre viennent d'émettre sur la distribution des maladies de la peau des idées différentes de celles que nous avons analysées; le premier établit d'abord deux grandes classes : dans l'une sont rangées les *dartres du sang* (Blutflechten); dans la seconde les *dartres de la peau* (Hautflechten).

Quand aux espèces de dartres du sang, elles dépendent des différentes formes de *dyscrasie* du sang, de la prédominance de tel ou tel de ses principes constituants.

Les espèces de dartres de la peau se subdivisent d'après les différents organes élémentaires de la peau : ainsi, affections des glandes sébacées ou sudoripares, des follicules pileux, du tissu cellulaire souscutané etc.

Entre les dartres de la peau et celles du sang, l'auteur range l'importante classe des maladies contagieuses de la peau, caractérisées par la présence d'un principe contagieux matériel, palpable et vivant. Ainsi, l'*acarus* pour la gale; la *monade filiforme.*, *le vibrio lineola* pour la syphilis ; le *micoderme* pour le favus, etc., etc.

Il existe, sans contredit, dans les distinctions établies par M. le docteur Veiel, un caractère de *pathologie pratique* fort remarquable ; il importe beaucoup, en effet, de savoir si une maladie de peau donnée, tient à l'altération d'un des principes constituants de cette membrane, ou si elle n'est que le reflet extérieur d'un vice de nos fluides, d'un état général et constitutionnel, ou bien, si son développement est sous la dépendance d'un parasite malfaisant. Mais c'est précisément parce que ces notions sont, pour ainsi dire, indispensables au praticien qu'on a dû en tenir compte dans tous les traités dermatographiques; d'ailleurs elles ont, à nos yeux, l'inconvénient des considérations trop générales et enlèvent aux divisions *secondaires* la précision dont elles ont besoin.

Enfin, le docteur Wilson vient de publier une nouvelle classification des dermatoses, fondée, dit l'auteur, sur l'appréciation des considérations anatomiques et physiologiques de la peau.

Tous les genres morbides cutanés sont distribués dans quatre divisions principales, savoir : 1º maladies du derme ; 2º maladies des glandes sudoripares ; 3º maladies des glandes sébacées ; 4º maladies des cheveux et des follicules pileux.

La 1ʳᵉ classe appartenant à la trame la plus

complexe par sa nature et son organisation, offre naturellement le plus grand nombre de variétés pathologiques. Ainsi, 1° *caractère générique*, INFLAMMATION : celle-ci est ou *congestive*, ou *effusive*, ou *suppurative*, ou *dépositive*, ou *squammeuse*, ou par *animalculs parasites* : l'inflammation dite *congestive* est de plus, subdivisée en *spécifique*, laquelle réunit la majeure partie des *exanthèmes*; et en *non spécifique* pour quelques unes seulement des dermites cutanées.

Celle dite *effusive* est *asthénique* pour le pemphigus et le rupia, et *sthènique* pour l'herpès, l'eczema et le sudamina.

La 2me division renferme sous le nom d'*hypertrophies papillaires*, l'icthyose, le tylosis, le clavus, les verrues et les cornes.

La 3me appartient aux désordres du tissu vasculaire et réunit le nœvus vasculaire et le purpura. La 4me aux désordres de la sensibilité sous le nom d'*hyperesthésie* et de prurit.

La 5me enfin, aux désordres des fonctions chromatogènes. Ceux-ci se trouve divisés, en raison de l'augmentation, ou de la diminution, ou de l'altération du pigment, ou selon le caractère chimique de la coloration.

La 2me classe, ou maladies des *glandes sudoripares*, réunit les affections caractérisées par l'augmentation, ou la dimination, ou l'altération de sécrétion du fluide perspiratoire.

La troisième classe, ou maladies des glandes sébacées, réunit, comme la précédente, les affections que détermine l'augmentation, ou la diminution ou l'altération de la sécrétion sébacée et, de plus, les maladies dues à la rétention de la sécrétion sébacée; ici, l'auteur établit deux sous-divisions fondées sur l'état d'occlusion ou de liberté du conduit sébacé. Enfin, l'inflammation des glandes et tissus adjacents (acné, sycosis).

La quatrième classe ou maladies des cheveux et des follicules pileux, avec : soit augmentation dans la formation— nœvus pileux. Soit diminution (alopecie ; calvitie). Soit altération de couleur (canitie). Dans une quatrième sous-division se trouve la plique polonaise, comme maladie de la pulpe même du cheveu ; l'*inflammation* des *follicules* et le *favus* , comme maladies des follicules : dans une sixième, enfin, le trichiasis et le feutrage, comme direction anormale du produit pileux.

Telle est cette classification, fort importante à plus d'un titre et contre laquelle cependant doivent s'élever un certain nombre d'objections. Ici, l'*inflammation* est prise dans une acception beaucoup trop étendue et ses caractères ne sont pas toujours rigoureusement définis; pour nous, les exanthèmes ne sont pas des inflammations proprement dites, ce qui ne nous empêche pas de féliciter l'auteur de les avoir réunis dans une même sous-division. Nous sommes loin toutefois d'admettre avec lui que les maladies qu'il réunit sous le titre d'*inflammations congestives spécifiques*, ne diffèrent entre elles que par la forme éruptive et tiennent à la présence, dans l'économie d'un *principe morbide identique*. Nous ne pensons même pas que cette prétention de M. le doc-

teur Wilson puisse être sérieusement discutée:
Nous ne savons pas bien ce que l'auteur entend
par inflammation *effusive* et *dépositive*; mais
ce que nous lui contestons c'est de pouvoir
maintenir logiquement dans une même classe,
des affections aussi dissemblables que celles
qui figurent dans son premier ordre des maladies du derme.

Les autres divisions de cette classe reposent
sur des appréciations fort importantes et presque toutes d'une rigoureuse précision anatomique; seulement, le *prurit* ne peut pas, à
notre avis, constituer un genre morbide dis-
tinct : nous ajouterons que chacune des autres
classes présente au point de vue anatomique,
des divisions fort naturelles ; que les bases de
ces divisions sont évidemment supérieures à
celles de l'école Willaniste; et que le tort principal de M. le docteur Wilson, est d'avoir cru
qu'il est possible d'assoir une classification des
maladies de la peau sur les seules considérations de structure et d'anatomie. La place as-
signée au *favus* nous donne à penser que notre
savant confrère n'a pas sur cette affection la
même manière de voir que M. Gruby.

Nous dirons enfin, comme dernière obser-
vation, que M. Wilson en éliminant de son
cadre la classe entière des *syphilides* et ces redoutables *affections lépreuses* qui dans le nord
aussi bien que sous certaines zones brûlantes,
font le désespoir fréquent du malade et du
praticien, a singulièrement favorisé l'application de ses vues anatomiques au classement
des maladies de la peau.

Nous pourrions étendre encore ce parallèle des classifications dermatologiques à l'aide d'autres emprunts faits aux écoles étrangères, mais cette prolixité serait sans profit pour la science. Puisque chacun de ces travaux rentre dans les principes de Willan ou dans ceux d'Alibert. Ces deux hommes célèbres sont donc les vrais législateurs en dermatologie ; on les appellerait aujourd'hui les princes de cette science : la gloire de ceux qui ont écrit depuis leur époque sur les dermatoses, consiste principalement à se montrer leurs disciples ou leurs imitateurs : telle est, quand à nous, notre principale ambition. Elève d'Alibert, nous disons tout haut, notre préférence pour ses méthodes. Nous les avons prises pour guides dans notre distribution des genres morbides cutanés, ou l'on jugera par le tableau suivant, de notre fidélité à suivre les principes des naturalistes, en même temps que nous tenous compte de la nature des objets à classer et des progrès incessants de la science des dermatoses.

Notre cadre renferme quarante-six genres dont il nous paraît facile de justifier la présence. Nous les avons répartis dans les onze classes ou ordres ci après, savoir : *dermites* ou inflammations proprement dites, *exanthêmes*, *gourmes*, *dartres*, *dégénérescences*, *scrofules*, *scabies*, *hémorrhagies*, *lésions pigmentaires*, *hypertrophies*, *syphilides*.

1. L'ordre des dermites correspond au groupe des dermatoses eczémateuses d'Alibert, et comprend trois subdivisions : dans la première, sont rangés, sous le titre de *dermites simples*,

l'érythême, l'érysipèle, le pemphix, le zona
le phlysacia (Ectima , Rupia W) , l'urticaire,
la vésiculite (herpes). Dans la seconde ,
sous celui de *dermite phlegmoneuse*, le furoncle ; dans la troisième, enfin, désignée par
dermites gangréneuses, le charbon et la pustule
maligne. Chacune de ces affections se présente
avec un caractère franchement aigu et inflammatoire. Elle appartient à la classe commune
des hypérémies ou maladies sténiques que dis-
tinguent des *causes* presque toujours directes
et locales , plus ou moins rapides ou éner-
giques, d'une nature irritante; des *symptômes*
caractéristiques de toute irritation , comme
douleur, *injection* et *coloration*, *gonflement*, etc.
Ses *modes* de *terminaison* sont la résolution, la
suppuration, la gangrène, l'induration. Ici ,
le caractère morbide reste toujours celui de
l'inflammation : le degré de violence et l'étendue du développement établissent seuls les
distinctions; chaque phénomène retrouve son
analogue dans tout autre organe de l'économie dès qu'il est enflammé, et la similitude est,
pour ainsi dire, complètée par la nature du
traitement mis en usage.

2. L'ordre des exanthêmes rappelle en entier, moins le genre *clavelée* que nous resti-
tuons à la médecine vétérinaire, le groupe
correspondant d'Alibert et réunit la variole, la
vaccine, la varicelle, la roséole, la rougeole,
la scarlatine , la miliaire. Ces éruptions constituent autant d'efflorescences qui ne peuvent
s'épanouir qu'à la surface des tissus membra-
neux et dans lesquelles la peau remplit les

fonctions d'un véritable émonctoire. Ici, l'inflammation, loin d'être un accident, semble, au
contraire, établie dans l'intérêt de l'évolution
morbide : la preuve en est que le médecin est
plus souvent appelé à l'entretenir ou à la pro-
voquer qu'à lutter contre elle. Nous avons
trouvé d'ailleurs dans le caractère étiologique
des affections qui composent cette classe,
dans la périodicité de leur marche, dans la
singulière propriété de n'apparaître généralement qu'une fois dans le cours de la vie,
comme une espèce de tribut imposé à notre
naturel physique, dans leur commune viru-
lence, dans leur forme souvent épidémique, et
jusque dans les précautions qu'exige leur con-
valescence, des *motifs* plus que suffisants de
rapprochement et d'homogénité.

3. L'ordre des gourmes, ou éruptions chroniques du premier âge, n'est que la représen-
tation du groupe des dermatoses teigneuses
d'Alibert. Nous y rattachons l'achore, la por-
rigine, le favus, en observant que de ces trois
genres morbides, les deux premiers sont tantôt dépuratoires, tantôt accidentelles, tandis
que le dernier est constamment parasite. Nous
trouvons des motifs suffisants de maintenir
ce groupe dans la constance du siége pathologique et même anatomique des affections qui
le composent, dans la singularité de leurs produits morbides, dans leurs fréquentes coïnci-
dances avec certaines évolutions organiques,
dans leur innocuité habituelle et le caractère
souvent critique et dépuratoire de leurs évolutions, toutes conditions qui leur constituent

un mode particulier d'existence et rendent inutiles les efforts déjà tentés pour rapprocher ces affections d'autres maladies bien autrement graves qu'on ne rencontre que chez l'adulte, et qui n'ont avec celles-ci que des rapports de forme plus ou moins éloignés.

4. L'ordre des dartres réunit l'*herpes*, qu'on doit diviser en furfureux (pythyriasis), squammeux (psoriasis, lepra vulgaris, icthyose), vésiculo-squammeux (eczéma), le *varus* ou acné, la *mélitagre* (impetigo, dartre pustulo-crustacée). Cette classe est, sans contredit, une des plus naturelles que l'on puisse former : la fréquence des affections dartreuses, leur présence dans toutes les classes de la société, leur origine souvent héréditaire, leur mode particulier de progression et d'envahissement, leur caractère essentiellement chronique, leur extrême tenacité malgré leur compatibilité habituelle avec l'exercice des principales fonctions, leurs subites exacerbations, leur extrême tendance à récidiver et jusqu'à la similitude des altérations qu'elles laissent à leur suite, tout ne justifie-t-il pas leur rapprochement et l'attention particulière qu'on donne à leur traitement?

5. L'ordre des *dégénérescences* présente deux subdivisions; l'une renferme sous le nom de *dégénérescences cancéreuses* les différentes variétés du genre *carcine*; la seconde, sous celui de *dégénérescences lépreuses*, la leucé ou vitiligue, la spiloplaxie ou molluscum, l'éléphantiasis, la pellagre. La tendance à détruire les parties soumises à leur action, constitue pour

chacune de ces redoutables affections un caractère commun, qui suffit à lui seul pour justifier leur association. On retrouve, en outre, dans la carcine comme dans la lépre, le même cachet de chronicité et d'incurabilité, avec cette distinction toutefois que la première, attaquée dès son début, offre encore quelque chance de guérison. D'un autre côté, des différences assez tranchées, principalement relatives à la marche de la maladie et au mode particulier de destruction dans les parties affectées, sépare les *carcines* des *lépres* pour qu'il soit illogique de les confondre dans une seule et même section.

6. L'ordre des *scrofules* se compose des genres *scrofule* et *esthiomène* ou lupus. Dans la classification d'Alibert, l'esthiomène figure comme quatrième genre du groupe des dermatoses dartreuses : nous ne pouvions respecter cette distribution: car tout nous fait une loi de rattacher aux scrofules cette singulière et si redoutable affection. Quant aux scrofules, nous n'ignorons pas qu'elles se retrouvent dans d'autres tissus que la peau ; mais les désordres qui les caractérisent commencent presque toujours par se manifester dans la trame cutanée ou dans son voisinage : il est donc rationel de les conserver dans un cadre dermatologique. Quelque soit, du reste, le point où on observe la scrofule, on la retrouve constamment semblable à elle-même : ce sont toujours des tuméfactions de tissu, des mamelous glanduleux, des ulcérations, etc. , comme dominant ces différents symptômes,

des *tubercules*. Pour nous, la présence de la
matière tuberculeuse est le signe pathognómo-
nique de toute scrofule confirmée : ce caractère est d'une telle importance qu'il pourrait,
à lui seul, être pris comme base d'un groupe
ou division naturel ; mais, dans cette classe, on
peut encore l'étayer de la marche lente et insidieuse du mal, son extrême opiniâtreté, et sa
coïncidence habituelle avec le double travail
de la dentition, de la spontanéité de sa guérison aux approches de la puberté, etc. C'est
de la seconde enfance aux premières années de
la jeunesse qu'on observe le plus d'affections
scrofuleuses : aussi, les avons-nous rangées,
dans l'un de nos ouvrages, parmi les *gourmes*
du premier âge. Enfin, un dernier trait de
similitude et d'analogie entre les scrofules ré-
side dans leur siége anatomique qui est le
système lymphatique.

7. L'ordre des *scabies* et 8, celui des *hémorrhagies cutanées*, ne nous paraissent ni l'un ni
l'autre avoir besoin de justification. Au premier se rattachent la *gale* et le *prurigo*, tous
deux fils de la misère et de la malpropreté,
dûs tous deux, peut-être, à la présence sous
l'épiderme, d'insectes parasites et si rapprochés
par de nombreux points d'analogie, qu'il est
facile de concevoir qu'on les ait fort souvent
pris l'un pour l'autre. Au second sont liées la
péliose et la pétéchie (*purpura*) affections dont
les affinitées sont tellement réelles et positives,
que les partisans de Willan sont des premiers
à le reconnaître et à les proclamer.

9. L'ordre des *lésions pigmentaires*, réunit

un certain nombre d'affections fort remarqua-
bles qui ont pour caractère *commun* en même
temps que *distinctif*, de siège dans la cou-
che pigmentaire diversement altérée. C'est
tantôt la décoloration de l'achrome ou albi-
nisme, tantôt la teinte plus ou moins foncée du
pannus (*lentigo*, *éphélide*); toutes affections
d'une étiologie fort obscure et qu'on sait être
cependant tantôt idiopathiques, tantôt symp-
tomatiques. Cette distinction est même la seule
qu'il importe d'établir entre elles, car elle do-
mine tous leur traitement.

10. L'ordre des *hypertrophies* renferme ces
excès de développement, soit de la totalité,
soit de quelque partie seulement de la trame
cutanée : nous y admettons 1° sous le titre
d'*hypertrophie simple*, la dermatolysie d'Alibert; 2° sous celui d'*hypertrophie capillaire*, le
nœvus, la tumeur erectile, la kéloïde; 3° comme
hypertrophie tuberculeuse, les différentes espèces
de verrue; 4° enfin, les productions épider-
miques ou cornées (cors), sans le nom d'hypertrophie accidentelle.

11. L'ordre des *syphilides*, lequel se compose des genres syphilis, mycosis ou frambœsia, radesyge. Personne ne songe plus à
dépouiller ces affections de leur caractère spécifique; elles n'ont point de formes éruptives
qui leur soient propres, si l'on excepte la végéta-
tion et l'ulcération qui ne sont plus elles mêmes
qu'un état consécutif. Cela n'empêche pas toutefois que leur diagnostic ne soit un des plus
facile à établir; le praticien trouve dans la
teinte cuivrée de l'éruption ou du produit mor-

bide qui en est la suite ; dans l'aspect tout particulier des ulcérations et jusque dans la forme
des cicatrices, les éléments d'une opinion positive et pouvant, dans bien des cas, servir indépendamment des signes antérieurs ou con-
comitants, de base suffisante au diagnostic et
d'indication au traitement.

La seule énumération des genres morbides
qui composent nos différents ordres, a dû
prouver au lecteur que la nomenclature des
maladies cutanées n'avait pas été de notre
part l'objet d'une moins vive sollicitude :
voici, à cet égard, les principes qui nous
ont dirigés. parmi les noms consacrés à la dé-
signation des dermatoses, nous avons conservé
tous ceux qui communs aux écoles de Wilson et d'Alibert, désignent des effections iden-
thiques, et ne peuvent, en conséquence, devenir l'objet d'aucune difficulté.

Il en est de même de quelques mots à éty-
mologie différente, dont la consonnance seule
varie, mais qui ont en réalité la même signification ; tels les mots *cnidosis* et *urticaire ; scabies* et *gale*, etc.. D'autres, sans répondre toujours parfaitement aux besoins de la science,
se trouvent tellement passés dans les habitudes
du langage médical, qu'il y aurait plus d'inconvénients que d'avantage à les supprimer :
ainsi, les mots charbon et furoncle, celui de
pustule-maligne. Quand aux dénominations
qui se recommandent par un égal droit d'an-
cienneté et de convenance étymologique, nous
respectons leur accolement synonymique :
ainsi, nous disons indifféremment ecthyma ou

phlysacia, varus ou acné, esthiomène ou lupus, spiloplaxie ou molluscum, mycosis ou frambœsia, pannus ou éphélide, etc. Mais il est des noms dont a, selon nous, étrangement abusé et auxquels il nous importe de rendre soit leur caractère générique, soit leur signification originelle : ainsi, le mot *lèpre* ou *lepra*, que les anciens ont constamment appliqué à des affections éminemment chroniques et graves, ne retrouve sa véritable acception que dans Alibert; il en est de même du mot *herpes*, que nous traduisons par *dartre* : le mot lichen, singularisé par Willan, et qui plus tard fut remplacé par celui d'*impetigo*, a toujours été un terme générique et servait, ainsi que les mots *psora*, *scabies*, exanthemata, à désigner des ordres entiers et non de simples individualités pathologiques. Nous pensons qu'un langage convenable excite fortement l'attention du malade ou des parents; que le médecin luimême subit l'influence des noms qui s'harmonisent avec le caractère des maladies qu'ils désignent, et qu'il doit résulter de ces conditions, de notre part, des prescriptions plus complètes et plus mûrement réfléchies; de celles du malade, plus de volonté de soumistion et d'exactitude. Telle est notre classification : nous l'avons établie en dehors de toute idée préventive, nous désirons qu'elle soit acceptée comme une juste application de la féconde théorie des analogues.

Dans le cours de pathologie cutanée que nous avons ouvert l'année dernière à notre clinique, nous avons pris pour guide notre

classification et l'avons vu répondre constamment aux besoins de la science : nous ne vou-
drions pas toutefois en exagérer ici l'importance ; car, tel secours qu'elle puisse prêter à
l'étude des dermatoses, elle ne pourrait suffire
seule, comme base de *diagnostic.* S'il importe
beaucoup de savoir de prime abord à quoi s'en
tenir sur la valeur du *caractère morbide*, il est
aussi essentiel de connaître les conditions d'*é-
tiologie*, de siége anatomico-pathologique, etc.;
d'apprendre si le mal est de date récente ou
ancienne, vierge de tout traitement ou déjà
plus ou moins de fois inutilement combattu ; à
son premier développement ou déjà récidive.
Ce n'est qu'ainsi qu'on pose les bases d'un diagnostic précis; celui-ci une fois établi, les difficultés du *pronostic* se trouvent pour ainsi
dire effacées; car tout ce tient dans les faits qui
composent une science. Celui qui précède
prépare la connaissance de celui qui doit suivre, et c'est ainsi par une suite d'inductions
toutes naturelles, qu'on arrive à des conclu-
sions thérapeutiques rationnelles et appro-
priées.

Cette manière de procéder nous a été si constamment favorable, que nous n'hésitons pas
à la recommander comme la seule logique et
vraie. Dans une prochaine publication, nous
nous engageons à en démontrer l'évidence par
l'exposé des faits pratiques soumis à notre ob-
servation.

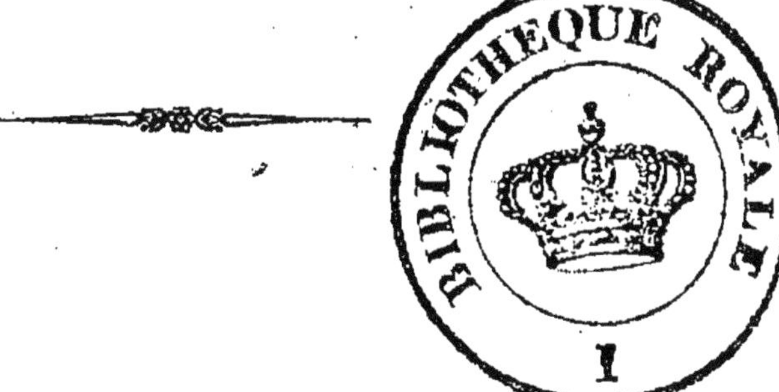

La **bibliothèque du médecin-praticien** *contiendra des Traités sur toutes les parties de la Médecine et de la Chirurgie.* 1° Traité des Maladies des femmes. (*En vente.*) 2° Traité des Maladies de l'appareil urinaire. (*En vente.*) 3° Traité des Maladies des enfants. (*Sous presse*). 4° Traité de l'Art des accouchements. 5° Traité des Maladies de la peau. 6° Traité des Maladies syphilitiques. 7° Traité de Médecine légale et de médecine opératoire. 8° Dictionnaire des termes de Médecine, Chirurgie et Sciences accessoires. 9° Traité de matière médicale et de thérapeutique. 10° Traité des maladies des yeux. 11° Formulaire universel. 12° Traité complet de Pathologie médico-chirurgicale.

Les tomes I, II et III sont en vente. Ils contiennent un Traité pratique et complet des maladies des femmes et des maladies de l'Appareil urinaire.

Fabre. — Dictionnaire des Dictionnaires de médecine, français et étrangers, ou traité complet de médecine et de chirurgie pratique, par une société de médecins, Sous la direction du docteur Fabre. (Ouvrage adopté par M. le ministre de la guerre, sur l'avis du conseil supérieur de santé, pour les hôpitaux militaires d'instruction et de perfectionnement). L'ouvrage entier forme 8 forts volumes grand in-8°, sur deux colonnes, imprimé sur beau papier raisin, et en caractères fondus exprès.

Ouvrage complet. 8 forts volumes grand in-8°, sur deux colonnes. — Prix :   50 francs.

Kunckel. Considérations hygiéniques et pratiques sur les maladies de la peau ; Paris 1840, 8° au lieu de 6 fr.   2 fr. 50 c.

Martinet. Manuel de clinique médicale ; 3e édition, 1830, 1 vol. in-18 au lieu de 4 fr. 50 c.   2 fr.

Meckel (F.). Manuel d'anatomie générale descriptive et pathologique traduit de l'allemand par Jourdan (A. L. J.) D. M. P. ; Paris 1825, 3 vol. in-8° de 900 pages chacuns, au lieu de 50 fr.   30 fr.

Paris. — Imprimerie de Lacour et Cᵉ, rue St-Hyacinthe-S-Michel, 33.